De Bréville

GUÉRISON RADICALE

DES

RÉTRÉCISSEMENS

DU

CANAL DE L'URÈTRE

ET DES

RÉTENTIONS D'URINE.

✻

IMPRIMERIE DE HENRI DUPUY,
RUE DE LA MONNAIE, N.º 11.

✻

GUÉRISON RADICALE

DES

RÉTRÉCISSEMENS

DU

CANAL DE L'URÈTRE

ET DES

RÉTENTIONS D'URINE,

CONTENANT

LES MÉTHODES DIVERSES APPLIQUÉES JUSQU'ICI AU TRAITEMENT DE CETTE
MALADIE, ET L'EXAMEN, APPUYÉ D'OBSERVATIONS AUTHENTIQUES,
D'UN PROCÉDÉ NOUVEAU, RADICALEMENT CURATIF
DE TOUS LES RÉTRÉCISSEMENS ;

PAR

M. ROBERT DE BRÉVILLE,

DOCTEUR EN MÉDECINE DE LA FACULTÉ DE PARIS.

PRIX : 1 FR. 50 C. ET 2 FR. PAR LA POSTE.

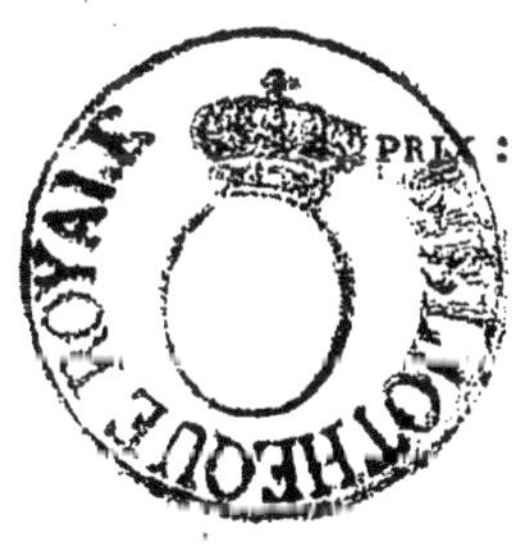

PARIS

CHEZ L'AUTEUR, RUE DE RIVOLI, N. 10 BIS ;
ET CHEZ LEMARQUIÈRE, LIBRAIRE, GALERIE VIVIENNE, N. 5.

1832

AVIS.

Placés dans des établissèmens où se présentaient chaque jour à notre observation un grand nombre de malades atteints d'affections ayant leur siége dans les organes *génito-urinaires*, nous avons été à même d'observer les résultats divers que la différence du traitement produit dans ces nombreuses maladies. Les rétrécissemens du canal de l'urètre ont particulièrement été le sujet de nos observations, et leur traitement radical le but auquel nous nous sommes continuellement efforcés de parvenir.

Nous offrons au public le résultat de nos études sur le meilleur moyen à employer pour guérir radicalement cette maladie aussi terrible que commune. Nous aurions pu composer sur cette matière un traité volumineux, en recueillant un certain nombre d'observations et en y ajoutant ce que nous avons pu voir et pratiquer nous-mêmes sur les malades confiés à nos soins ; mais nous n'avons voulu que faire voir les progrès immenses que l'art a fait depuis quelques années dans le traitement de cette triste infirmité, et faire jouir du bonheur de l'espérance ceux qui jusqu'ici n'ont pu se délivrer de cette cruelle infirmité, en leur donnant l'assurance que nous avons porté cette partie de l'art à ce point, qu'aucun rétrécissement ne peut résister aux instrumens que nous employons pour le combattre.

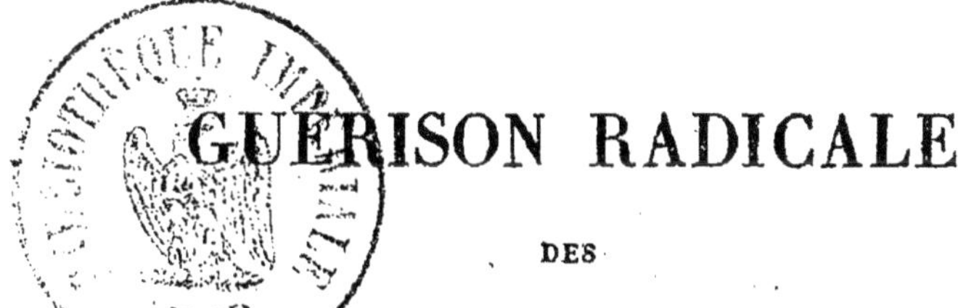

GUÉRISON RADICALE

DES

RÉTRÉCISSEMENS

DU

CANAL DE L'URÈTRE.

PREMIÈRE PARTIE.

INVASION, SYMPTÔMES ET ACCIDENS QUE DÉTERMINENT LES RÉTRÉCISSEMENS ORGANIQUES DU CANAL DE L'URÈTRE.

Nous donnerons le nom de rétrécissement de l'urètre à la diminution du calibre de ce canal. Les rétrécissemens du canal de l'urètre ne sont pas tous de la même nature. Ils peuvent être spasmodiques, inflammatoires, permanens ou organiques; ces derniers étant les plus fréquens et leur guérison offrant souvent beaucoup de difficultés, ce sont sans contredit ceux dont l'étude offre le plus d'intérêt, et ceux aussi que nous étudierons avec le plus de soin.

Les rétrécissemens organiques ou permanens se rencontrent rarement chez les adolescens; ils sont très-communs chez les adultes et chez les vieillards. Ils peuvent affecter toutes les parties du canal de l'urètre; cependant ils existent plus souvent dans le tiers postérieur de la portion spongieuse que dans les autres parties du canal. On en rencontre aussi assez fréquemment dans la portion membraneuse, au voisinage du bulbe et dans la fosse naviculaire. Je ne sache pas qu'on en ait trouvé dans la région prostatique; plusieurs fois aussi nous avons vu l'orifice de l'urètre lui-même considérablement rétréci.

Les blennorrhagies aiguës, mais surtout les blennorrhagies chroniques, sont la cause ordinaire des rétrécissemens permanens. Cependant quelques auteurs ont révoqué en doute leur influence sur la production des indurations, ou épaississemens de la membrane qui tapisse l'urètre. Ils ont surtout allégué que le plus souvent on ne les observe pas dans la fosse naviculaire qui est le siége de la blennorrhagie; mais d'abord on a mis en principe ce qui peut très-raisonnablement être mis en question. Rien, en effet, n'est moins démontré que ce siége exclusif assigné aux écoulemens. On se fonde sur ce que les malades rapportent la douleur à la fosse naviculaire; mais qui ne sait que dans l'inflammation du col de la vessie, dans le catarrhe vésical, le même phénomène s'observe presque constamment? La fosse naviculaire est cependant étrangère à la maladie dans toutes ces circonstances. Enfin nous allons plus loin, et nous disons que nous ne concevons pas la formation d'une induration ou d'une bride dans l'urètre sans inflammation préalable; que le siége de ces maladies existe le plus souvent au-delà de quatre pouces et demi, et que par conséquent, dans la plupart des cas, l'inflammation de l'urètre est plus profondément située que ne le veulent ceux qui la placent dans la fosse naviculaire [1]. Quoi

---

[1] Pour notre part, nous pensons que la membrane muqueuse de l'urètre partage, avec toutes celles du même ordre, la prérogative de s'épaissir par inflammations répétées, ou par la longue durée d'une inflammation chronique. L'état continuel d'irritation de cette membrane est accru et entretenu par le passage continuel des urines. Cet état y détermine, par conséquent, un afflux plus considérable d'humeurs, qui ne peut manquer d'accroître sa densité. Telle est la source des rétrécissemens, cause la plus fréquente des rétentions d'urines, dont la proportion, par rapport à toutes les autres réunies, est à peu près la même que celle de neuf à un.

qu'il en soit, on observe de grandes différences dans l'influence qu'exercent les blennorrhagies sur la production des rétrécissemens. En général, ceux qui sont affectés de cette maladie ont eu plusieurs urétrites, ou inflammations du canal de l'urètre; cependant nous avons vu des individus qui n'en ont eu qu'une seule, et chez lesquels un rétrécissement s'est établi au bout de quelque temps. Nous en avons rencontré aussi qui ont porté des écoulemens pendant plusieurs mois, pendant plusieurs années même, et qui ont le canal parfaitement libre. On a observé toutefois que les blennorrhagies qui déterminaient presque constamment des rétrécissemens étaient celles qui avaient été traitées par des injections astringentes.

La blennorrhagie n'est pas la cause exclusive des rétrécissemens organiques ou permanens du canal de l'urètre; d'autres causes peuvent encore occasioner cette affection. Ainsi, nous avons vu le canal se rétrécir à la suite d'une inflammation produite par un coup ou une chute sur le périnée. Nous avons vu aussi des rétrécissemens qui paraissaient déterminés par une irritation de nature dartreuse, qui s'était étendue des parties génitales à la membrane muqueuse urétrale.

Les rétrécissemens organiques ne se forment jamais en peu de temps : leur développement est en général très-lent, et les malades les portent quelquefois pendant dix ans sans que l'excrétion de l'urine soit assez empêchée pour qu'ils réclament les secours de l'art. A quelques exceptions près, il faut trois ou quatre ans pour que l'étroitesse de l'urètre dans le point malade gêne très-notablement le cours de l'urine. Pendant long-temps les malades ne remarquent pas que leur jet d'urine diminue de volume, et qu'ils le lancent moins loin; s'ils sont voisins de la vieillesse, ils attribuent ce changement aux progrès de l'âge; mais il arrive une époque où le jet d'urine devient délié, et où il faut de plus grands efforts pour en déterminer l'expulsion. Cette difficulté dans l'excrétion de l'urine est progressive; mais elle s'accroît souvent subitement sous l'influence d'un excès de table ou du coït; puis elle diminue par l'effet des bains, du repos et des boissons aqueuses.

Le jet d'urine, en même temps qu'il est délié, présente encore d'autres modifications ; souvent il est bifurqué ; quelquefois il sort en tire-bouchon. Il cesse alors d'être arqué ; les malades ne peuvent plus le lancer au-devant d'eux qu'à peu de distance, et lorsque le rétrécissement est devenu considérable, il tombe entre leurs jambes ; ou bien, pendant qu'une partie de l'urine s'écoule sous forme d'un jet très-mince qui se porte en avant, le reste sort en formant une file de gouttes qui tombent perpendiculairement. La quantité d'urine qui s'écoule dans chaque émission est toujours fort peu considérable ; elle n'excède souvent pas deux ou trois cuillerées, et il faut long-temps encore au malade pour se débarrasser de cette petite quantité de liquide. Il ne peut le faire qu'avec des efforts soutenus d'expulsion , et il en résulte un sentiment habituel de fatigue et de douleur dans la région lombaire.

La vessie des individus affectés de rétrécissemens ne se vide jamais complètement, et si la coarctation de l'urètre est considérable, elle est même habituellement distendue par l'urine. En cessant de pisser, les malades sentent fort bien que le besoin qu'ils éprouvaient n'est pas satisfait, il est seulement moins pressant pendant quelque temps, et ils continuent à éprouver ce sentiment de fatigue et ces tiraillemens dans les aînes, la verge et l'hypogastre qui accompagnent les fortes envies d'uriner ; aussi peuvent-ils recommencer à le faire huit à dix minutes après avoir cessé, et ils ne peuvent guère passer une heure sans excréter une certaine quantité d'urine. On se rend parfaitement raison de cette circonstance. En effet, dans l'état ordinaire, lorsque les contractions de la vessie, aidées de celles des muscles abdominaux, ont surmonté la résistance de son col, il ne faut plus qu'une action modérée à cet organe pour faire passer un liquide dans un canal libre ; mais lorsque celui-ci est rétréci, il faut une contraction énergique et soutenue pour surmonter l'obstacle que la coarctation apporte à l'excrétion de l'urine. Bientôt la contractilité de la vessie est fatiguée, vaincue, et elle ne peut plus entrer en action, quoiqu'elle soit encore sollicitée par la présence de l'urine. Aussi la membrane muqueuse vésicale est presque toujours malade chez les individus qui portent depuis long-temps des rétrécissemens. Et, en effet, il serait difficile qu'il en fût autrement; car l'urine séjournant trop long-temps dans son réservoir, s'y altère, devient trouble et ammoniacale; elle irrite par son contact la membrane muqueuse qui tapisse la vessie, et il en résulte souvent un catarrhe vésical. Cette maladie, le catarrhe de la vessie, est si bien liée dans ces cas au rétrécissement de l'urètre, qu'on la voit cesser spontanément par le seul bienfait du traitement de ce dernier. La difficulté de l'excrétion de l'urine, la nécessité de la répéter souvent, l'insomnie qui en résulte pendant la nuit, le sentiment de pesanteur dans les aînes et l'hypogastre, la fatigue et la douleur de la région lombaire, etc., ne sont pas les seules incommodités que les rétrécissemens du canal de l'urètre entraînent à leur suite. Lorsqu'ils ont fait des progrès, le malade est chaque jour menacé d'une rétention d'urine complète. En effet, sous l'influence du coït, d'un excès de table, d'un exercice violent, il peut survenir de l'inflammation dans l'urètre; le gonflement de la membrane muqueuse qui en résulte suffit alors pour oblitérer complètement le canal dans le point rétréci. Dans ces cas, le besoin d'uriner est toujours très-pressant; le malade, pour satisfaire ce besoin, fait de violens efforts d'expulsion, tous ses muscles sont injectés et tuméfiés; il prend des points d'appui avec ses mains sur les meubles qui sont à sa portée : il croit que l'obstacle va céder; mais il succombe à la fatigue, et il ne sort de l'urètre qu'une goutte de mucosité quelquefois sanguinolente; les efforts pour uriner sont si violens, que les matières fécales sont souvent expulsées par l'anus. Le malade éprouve alors un peu de relâche pendant quelques minutes; mais bientôt un nouveau ténesme vésical, un nouveau besoin d'uriner des plus impérieux, le force à recommencer des efforts dont il sent l'inutilité, mais dont il ne peut pas modérer la violence. Ces efforts sont quelquefois d'une telle énergie, qu'on pourrait les comparer à ceux de l'accouchement.

Cependant le pouls devient fréquent, dur et plein, les veines sous-cutanées sont tuméfiées, les artères carotides et temporales battent avec force, le malade éprouve un sentiment de pesanteur

et des tiraillemens douloureux dans la verge et dans les aînes ;
l'hypogastre est tendu et tuméfié , on sent la saillie de la vessie
dilatée , et lorsque la rétention dure depuis long-temps, le sommet
de cet organe remonte quelquefois jusqu'à l'ombilic. La saignée
générale, une application de sangsues au périnée, un bain , et
mieux que tout cela le cathétérisme, réussissent le plus souvent à
faire cesser ces accidens; mais quelquefois le malade est éloigné
de tout secours, ou bien on a recours à des mains peu familiari-
sées avec le cathétérisme et qui ne peuvent réussir à pratiquer cette
opération ; si l'on hésite alors à recourir à la ponction de la vessie
qui est le seul moyen de salut qui reste, il survient des accidens
si formidables que la vie du malade se trouve en danger immi-
nent [1]. La distension de la vessie par l'urine , l'altération que ce

---

[1] C'est dans ces cas, où la vessie est distendue outre mesure et où le rétrécissement est tel qu'une seule goutte d'urine ne peut le franchir, qu'il est
dangereux d'avoir recours à tel ou tel praticien. En effet , la plupart, surtout
ceux qui jouissent du titre d'opérateurs, se serviront d'une sonde conique
pour donner issue à l'urine, en franchissant l'obstacle. Et , dans presque tous
les cas, cet instrument parviendra dans la vessie à travers une ou plusieurs
fausses routes, accident très-grave , et dont il est impossible de s'apercevoir
immédiatement, parce que la résistance qu'on éprouve avec cet instrument ,
en faisant une fausse route, n'est pas plus considérable que celle qu'on rencontre, quand on est assez heureux pour ne pas l'écarter de la bonne. Les
partisans de la sonde conique sont coupables envers l'humanité de soutenir
qu'une fausse route, faite avec cet instrument, n'est pas un accident fâcheux ;
ils savent très-bien que toutes les fois qu'un corps étranger est enfoncé avec
violence dans nos parties, il y produit une vive douleur, à laquelle succède une
inflammation qui occasione une fièvre violente et qui nécessite qu'on retire
l'instrument, lequel laisse dans la vessie une ouverture que l'urine en file
d'autant plus facilement que le rétrécissement existe toujours dans le canal; ce
liquide s'épanche dans le tissu cellulaire, donne naissance à un énorme dépôt
et occasione la mort du malade. J'ai vu dans le commencement de mes études
un chirurgien, placé à la tête d'un des grands hôpitaux militaires du royaume,
pratiquer pour des cas semblables de rétentions d'urine la ponction de la
vessie; je lui ai vu pratiquer cette opération sur cinq malades différens, et

liquide subit, joint aux contractions énergiques des muscles du
bas-ventre , déterminent rapidement une vive inflammation de'
cet organe; cette inflammation s'étend à la partie du canal située
derrière le rétrécissement; cette portion du canal, distendue outre'
mesure pendant les efforts que le malade fait pour uriner , finit
par se déchirer. L'urine s'infiltre alors à travers la crevasse dans
le tissu cellulaire du périnée et du scrotum qu'elle distend considérablement. L'inflammation est si considérable qu'elle gagne dans
certains cas les aînes, la partie supérieure des cuisses, l'hypogastre,
les régions iliaques ; enfin je l'ai vue s'étendre à la poitrine et jusqu'aux aisselles. Dans ces cas , si des incisions nombreuses ne livrent pas complètement issue à l'urine , ce liquide frappe de mort
les parties avec lesquelles il est en contact. Souvent, au bout de
quelque temps, des escarres gangréneuses se manifestent et acquiè-
rent rapidement une étendue effrayante; plus souvent la gangrène
ne survient pas et la peau enflammée' et amincie s'ouvre comme
dans un phlegmon. Cette ouverture est rarement unique , il s'en
forme ordinairement deux ou trois , soit au périnée , soit au milieu
du scrotum ; j'en ai vu une s'établir en avant de la racine de la
verge. Si la maladie affecte une bonne marche , les parties infil-
trées se dégorgent, les ulcères fournissent bientôt un pus de bonne
qualité ; mais l'urine continue à sortir en partie par ces voies arti-
ficielles, et c'est là ce qui constitue les fistules urinaires.

Ces fistules urinaires affectent pour l'ordinaire la constitution
générale des malades, au point de causer des accès de fièvre. J'ai
vu plusieurs personnes chez lesquelles on n'a pu guérir des fièvres
intermittentes qu'en détruisant le rétrécissement de leur canal ;

jamais elle n'a été suivie d'accidens. Je dois dire cependant que si ce chirurgien n'eût eu dans son hôpital un jeune médecin habile à détruire les obsta-
cles du canal par une cautérisation faite avec talent, la ponction faite sur ces
malades ne les eût pas garantis des accidens consécutifs et peut-être de la mort.
C'est dans des cas semblables où nous avions vu épuiser les moyens ordinaires,
et dans lesquels on était décidé à recourir à la ponction de la vessie, que
nous avons retiré de grands avantages des injections forcées.

ou en obtenant la cicatrisation d'un ou plusieurs orifices fistuleux. On pense généralement en France qu'on ne peut guérir une fistule urinaire qu'en laissant dans le canal une sonde qui donne issue aux urines et les empêche par conséquent de passer par les trajets fistuleux, et quoique Ducamp ait multiplié les observations pour prouver qu'au lieu de mettre des sondes à demeure, il fallait détruire l'obstacle, afin que les urines, trouvant devant elles un canal libre, le suivissent et n'eussent plus de tendance à passer par le trajet qui constitue la fistule, on n'en a pas tenu compte. Ducamp a mis aussi en précepte, dans le cas où la destruction complète du rétrécissement ne suffisait point pour empêcher les urines de passer par le trajet fistuleux, de ne point avoir recours aux sondes à demeure, mais d'évacuer les urines en introduisant une sonde de gomme élastique chaque fois que le malade aurait envie d'uriner, comme dans la paralysie de la vessie.

Les rétentions totales d'urine peuvent avoir une issue funeste. En effet, sous l'influence de l'inflamation de la vessie, des douleurs, des efforts, de la résorption de l'urine, il peut survenir dans les principales fonctions un trouble tel, que la mort en soit la conséquence. Celui qui n'a point vu un malheureux tourmenté par une rétention d'urine complète, ne peut se faire une juste idée de la violence des maux qu'il éprouve; un malaise inexprimable l'agite; il est en proie à une douleur déchirante dans toute l'étendue des voies urinaires. Elle est si intolérable qu'il appelle la mort, cherche en vain une position qui le puisse soulager, courbe son corps en avant, se replie sur lui-même, fait de longs et inutiles efforts pour uriner, et, dans l'anxiété qu'il ressent, se roule, se tord de cent manières différentes : tout son corps exhale une odeur d'urine et d'ammoniaque.

L'une des terminaisons de la rétention d'urine, lorsque la résistance de l'obstacle ne cède pas, est la rupture de la vessie; dans ce cas l'infiltration d'urine peut entraîner la perte du malade; en effet la mort peut arriver de deux manières: elle est causée ou par une gangrène étendue, ou par l'inflammation que détermine l'épanchement d'urine dans l'abdomen.

La chirurgie possède aujourd'hui des moyens certains pour détruire presque toujours tous les rétrécissemens; aussi ces lésions ne constituent plus une maladie aussi fâcheuse qu'elles le faisaient naguère. Cependant, si les malades négligent d'invoquer les secours de l'art, ils traînent bientôt une existence pénible; et ils finissent par subir la série d'accidens que nous ne faisons qu'énumérer. Ces accidens sont la blennorrhée, la dyspermasie, l'engorgement des testicules, le catarrhe de la vessie, la paralysie de cet organe, l'incontinence d'urine, les abcès et les gangrènes qui leur succèdent, les fistules urinaires, la gravelle, les hernies, les hémorroïdes et l'œdème des membres. Les progrès des rétrécissemens sont lents en général, mais ils sont certains, et on voit peu de malades, parmi ceux qui en portent depuis long-temps, qui ne soient affectés de catarrhe de la vessie.

Le diagnostic des rétrécissemens organiques ou permanens est toujours facile; l'introduction d'une sonde ou mieux encore d'une bougie, dans l'urètre, en fait bientôt reconnaître l'existence aux chirurgiens qui ont l'habitude du cathétérisme; ceux qui ne pratiquent pas cette opération avec adresse, peuvent être induits en erreur, s'ils n'évitent pas la saillie du bulbe : la sonde ou la bougie, en s'arc-boutant contre ce dernier lieu, en impose sur la présence d'un obstacle qui n'existe pas réellement; mais ils peuvent aisément reconnaître leur méprise en suivant la paroi antérieure de l'urètre, ou mieux encore, en employant une bougie emplastique dont on recourbe légèrement l'extrémité, ou d'une sonde de gomme élastique construite de manière à conserver sa courbure sans mandrin. Pour prononcer que l'urètre est libre lorsqu'on a pénétré facilement dans la vessie, il faut avoir égard à l'instrument dont on s'est servi; si l'on a sondé avec une bougie conique d'un petit volume, et qu'il n'existe qu'un rétrécissement qui n'a pas encore beaucoup diminué le calibre de l'urètre, la pointe de l'instrument s'est engagée sans peine dans la partie rétrécie, et, la dilatant à la manière d'un coin, elle a frayé le passage au reste de la bougie. Cependant une main exercée reconnaît encore la difficulté que la bougie surmonte, quelque faible qu'elle soit. Mais, pour éviter toute méprise, il faut introduire une bougie mousse, ou une sonde du n° 8, ou mieux encore une sonde exploratrice. Il ne suffit pas de constater l'existence d'un rétrécissement, il faut savoir à quelle profondeur il est situé, si cet obstacle est circulaire ou s'il est unilatéral, à quelle longueur il s'étend ; enfin il faut aussi déterminer s'il n'y a qu'un point du canal qui soit rétréci, ou s'il y en a plusieurs.

Toutes ces données, excepté la dernière, peuvent être acquises avec la sonde exploratrice de Ducamp. Ce précieux instrument est préférable à tous les moyens que l'on avait imaginés pour explorer l'urètre. La cire à mouler, dont le pinceau de soie qui la termine est chargé, pénètre dans la cavité du rétrécissement, se modèle sur la saillie qu'il forme et en présente une empreinte en relief. Quelques précautions sont indispensables pour obtenir sûrement ce résultat. Le mélange emplastique que l'on emploie ne doit être ni trop dur ni trop mou. Trop dur, il exige une pression trop forte qui est ordinairement très-douloureuse ; trop mou, il se déforme en sortant du canal, ou bien il abandonne la soie et reste dans le rétrécissement. Il faut surtout que l'habitude enseigne le temps pendant lequel la sonde exploratrice doit rester dans le canal et la pression qu'il faut exercer sur elle. Si on la laisse séjourner trop peu de temps, on ne rapporte pas d'empreinte ; dans le cas contraire, c'est-à-dire si on l'y laisse séjourner trop long-temps, la cire se ramollit trop, se file dans le rétrécissement, et la longue tige effilée que l'on ramène induit en erreur sur l'étendue de ce dernier, ou reste dans son intérieur jusqu'à ce qu'elle soit expulsée par le jet d'urine.

Quoique le canal soit rétréci réellement, il arrive quelquefois que la sonde exploratrice revient sans être déformée ; seulement la masse de cire est un peu aplatie, refoulée en forme de massue. Ce résultat peut tenir à plusieurs circonstances : ou bien à ce que la cire était trop dure, ou à ce qu'on n'a pas comprimé suffisamment la sonde contre l'obstacle ; ou bien, lorsque ce dernier est situé dans la partie membraneuse, à ce qu'on a été arrêté par la saillie du bulbe ; on obvie à ce dernier inconvénient en introduisant un mandrin légèrement recourbé dans l'instrument, ou mieux en se servant d'une sonde qui conserve sa courbure sans mandrin. La forme en massue du porte-empreinte peut aussi être déterminée par l'oblitération complète du canal, causé par un rétrécissement spasmodique, ou par un rétrécissement organique irrité. Les circonstances commémoratives apprennent si l'on a affaire à un resserrement spasmodique ou à un rétrécissement permanent dont le tissu ayant été irrité par une cause quelconque est actuellement le siége d'un gonflement inflammatoire. Enfin quelquefois on ne prend point d'empreinte avec une sonde exploratrice, parce que le rétrécissement étant peu considérable permet à l'instrument de le franchir; on est seulement averti de l'existence de la maladie par la sensation que l'on éprouve en passant sur le rétrécissement; il faut dans ce cas se servir d'une sonde plus volumineuse. Pour mesurer la distance à laquelle le rétrécissement est situé, Ducamp avait fait tracer les divisions du pied de roi sur la sonde exploratrice; mais ce moyen n'aurait d'exactitude que si la verge avait une longueur invariable. Or, lors même qu'on évite de l'alonger sur l'instrument, il arrive fréquemment qu'elle se rétracte, et que si l'on explore le canal à deux jours d'intervalle, on trouve une différence de plusieurs lignes dans les deux longueurs obtenues.

Cette circonstance rend impossible l'évaluation exacte de la profondeur à laquelle existe le rétrécissement. Il en est encore une autre qui peut induire en erreur. La sonde se recourbe quelquefois sur elle-même dans l'urètre, et le rétrécissement paraît plus profondément situé qu'il ne l'est réellement; du reste on peut heureusement se passer de cette donnée comme nous le verrons plus bas. On a aussi imaginé plusieurs moyens pour mesurer la longueur des rétrécissemens : celui qui me paraît le plus exact et applicable au plus grand nombre de cas, est l'introduction d'une bougie emplastique assez molle pour recevoir facilement l'empreinte d'une pression, ou bien une bougie flexible de caoutchouc enduite de cire à mouler. En laissant l'une ou l'autre de ces bougies dans le canal pendant huit ou dix minutes, la pression que le rétrécissement exerce sur elle suffit pour y laisser une empreinte. Ainsi on peut juger de la longueur d'un rétrécissement par celle de la rainure que porte la bougie qui a séjourné dans le canal.

Il est difficile et le plus souvent impossible de déterminer *à priori* le nombre des rétrécissemens qui existent chez le même individu. On ne peut y réussir qu'en faisant pénétrer une bougie jusqu'à la vessie ; on sent alors un léger soubresaut en passant sur chaque rétrécissement. Il arrive aussi que si , derrière un rétrécissement étroit , il en existe un autre à peu de distance qui le soit moins , on franchit le second sans le sentir : dans ce cas ce n'est qu'après avoir détruit le premier que l'on reconnaît le second.

Les indurations ou épaississemens de la membrane muqueuse qui tapisse l'urètre ne sont pas les seules causes qui donnent lieu à des rétrécissemens permanens ; ils peuvent aussi être formés par des brides , c'est-à-dire par de fausses membranes exsudées par les surfaces enflammées. Autrefois on reconnaissait encore pour cause des rétrécissemens du canal , le développement de bourgeons charnus à la suite d'ulcérations de l'urètre , et auxquels on avait donné le nom de carnosités ; mais les recherches de l'anatomie pathologique ont démontré que cette opinion était erronée.

Avant de passer à la partie la plus essentielle de mon sujet, c'est-à-dire au traitement des rétrécissemens permanens du canal de l'urètre , je vais dire quelques mots des rétrécissemens spasmodiques et inflammatoires.

Les rétrécissemens spasmodiques sont déterminés par des contractions rapides , convulsives , des fibres musculaires ; par conséquent ils ne surviennent que dans les régions de l'urètre, où les parois de ce canal sont tapissées par des muscles. On ne les observe que dans la partie à laquelle correspond le muscle bulbo-caverneux, et dans la portion membraneuse, qu'il conviendrait mieux de nommer portion musculaire. Ces rétrécissemens ont pour caractère de survenir instantanément , de durer pendant peu de temps et de cesser brusquement ; j'en ai vu un survenir chez un malade affecté de fièvre bilieuse. Il resta toute la nuit sans pouvoir uriner; lorsque je le vis le matin et qu'il m'eut averti de cette circonstance , je voulus le sonder, mais la sonde fut arrêtée à la profondeur de trois pouces environ , et il me fut impossible de la faire pénétrer plus profondément. Un porte-empreinte que j'introduisis fut arrêté au même point et revint aplati en massue, ce qui annonçait que la coarctation effaçait complètement le canal. Le malade fut mis au bain, et au bout d'une demi-heure il urina facilement. Les moyens à employer dans ce cas sont les boissons émulsives et mucilagineuses, les opiacés administrés par la voie de l'estomac et des intestins, les bains et les anti-spasmodiques.

Les rétrécissemens de nature inflammatoire sont déterminés par toutes les inflammations intenses du canal de l'urètre, quelle que soit leur cause. Ainsi, on les voit survenir dans les blennorrhagies très-aiguës, ou bien sous l'influence des cantharides administrées intérieurement ou extérieurement, quelquefois après l'abus des boissons alcooliques : j'en ai recueilli récemment un exemple ; enfin l'inflammation de l'urètre, assez intense pour déterminer une rétention d'urine, peut aussi être le résultat des manœuvres faites par des mains inhabiles pour pratiquer le cathétérisme.

Les rétrécissemens inflammatoires se distinguent facilement des resserremens spasmodiques de l'urètre. Ces derniers surviennent brusquement, et cessent de même après avoir duré peu de temps ; mais un indice plus certain résulte de l'exploration de l'urètre. Lorsque ce canal est enflammé, l'introduction des bougies est très-douloureuse, et la douleur devient très-aiguë lorsqu'on arrive au point qui est le siége principal de l'inflammation, et que l'on continue à presser sur l'instrument. Le cathétérisme est au contraire exempt de douleur lorsqu'il existe un rétrécissement spasmodique. Dans ces cas de rétrécissemens inflammatoires, les antiphlogistiques locaux et généraux doivent être employés avec activité, et si l'emploi bien dirigé de ces moyens n'apportait pas une prompte amélioration dans l'état du malade, il faudrait recourir à la ponction de la vessie, ou aux injections forcées faites avec la bouteille de caoutchouc.

DEUXIÈME PARTIE.

TRAITEMENT PALLIATIF ET TRAITEMENT RADICAL DES RÉTRÉCIS- SEMENS ORGANIQUES DE L'URÈTRE.

Il n'existait, il y a quelques années encore, que deux méthodes de traitement des rétrécissemens de l'urètre, la *dilatation* et la *cautérisation*. On en a employé dans ces derniers temps une troisième, l'*incision*. Nous allons examiner la valeur de ces trois méthodes.

La dilatation s'opère à l'aide des sondes ou des bougies que l'on introduit dans l'urètre, que l'on y laisse à demeure, ou seulement pendant quelque temps chaque jour, et dont on augmente progressivement le volume. Cette méthode, qui est fort ancienne, puisque son origine remonte jusqu'au sixième siècle, était exclusivement employée en France il y a peu d'années encore; mais le peu d'avantages qu'elle procure a engagé un grand nombre de praticiens à l'abandonner pour faire usage de la cautérisation, qui n'avait point été admise jusqu'alors, parce qu'elle était appliquée par un procédé vicieux, et qui n'était pas exempt de dangers.

Pour obtenir la guérison d'un rétrécissement, il faut ou bien détruire le tissu induré, ou bien déterminer la résolution de l'induration. Or, quoi que quelques médecins en aient dit, les corps étrangers placés dans l'urètre ne peuvent remplir ni l'une ni l'autre de ces indications. Les bougies, quelle que soit leur composition, irritent le canal et causent des douleurs vives. Cette irritation détermine bientôt une phlogose, une inflammation plus ou moins intense de la membrane muqueuse de l'urètre; et toute inflammation des membranes muqueuses est suivie d'une augmentation de la sécrétion dont elles sont le siége; de là naît cet écoulement abondant qu'elles déterminent. Les bougies dilatent l'urètre, à la manière d'un coin, en écartant avec un certain degré de force les parois du rétrécissement. Celles-ci, se trouvant fortement appliquées contre la bougie, s'aplatissent; mais cet effet n'est pas durable, la portion rétrécie revient sur elle-même dès que l'on retire le corps qui la comprimait, c'est-à-dire la bougie ou la sonde, et l'obstacle au cours de l'urine est bientôt reproduit. La dilatation n'est véritablement qu'un moyen palliatif, et, pour mettre cette assertion hors de doute, j'invoquerai ici un témoignage que l'on ne peut pas récuser, c'est celui de M. Boyer, partisan exclusif de cette méthode : « L'urètre, comme les autres conduits excréteurs, » conserve, lorsqu'une fois il a été rétréci, une tendance si grande » à se rétrécir de nouveau, qu'on ne peut presque jamais regarder » comme complète la guérison de ce rétrécissement. En effet, tous » les jours l'expérience prouve que les personnes qui ont eu ce » genre d'incommodité sont sujettes à y retomber, si elles n'ont » pas la précaution de passer fréquemment une sonde ou une bou- » gie pour conserver les bons effets qu'elles ont obtenus, et em- » pêcher les coarctations de l'urètre. La récidive de cette maladie » est surtout à craindre chez les hommes qui se livrent aux excès » de la table, pour ceux qui sont obligés de voyager, et particu- » lièrement chez ceux qui s'adonnent aux plaisirs de l'amour [1]. »

Ce serait sans doute assez de toutes ces privations qui rendent l'existence fort triste pour faire renoncer à la dilatation ; mais ce ne sont pas les seuls inconvéniens qui soient attachés à son emploi. Elle est en général très-pénible et très-douloureuse ; le plus grand nombre des malades ne supportent que très-difficilement les sondes et les bougies.

« On voit des malades, dit encore M. Boyer, dont l'urètre est » si sensible, qu'ils ne peuvent garder la bougie pendant quelques » minutes sans éprouver beaucoup de douleur, et à qui il faut » plusieurs jours, et même des semaines, avant qu'ils puissent les » supporter un quart-d'heure, une demi-heure. » J'ajouterai ce que j'ai vu arriver chez beaucoup de malades. Chez ceux-là, la présence de la sonde ou de la bougie déterminait une forte fièvre ; elle enflammait la membrane muqueuse du canal, et donnait souvent lieu à des engorgemens de testicules, et plus souvent encore

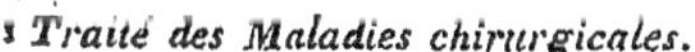

[1] *Traité des Maladies chirurgicales.*

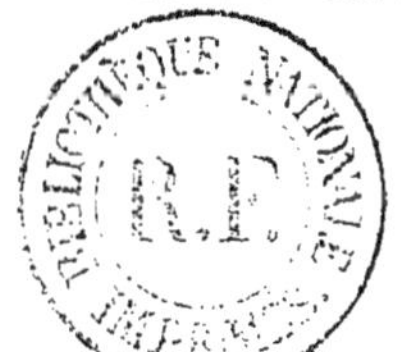

à des catarrhes de la vessie. Enfin, je dois le dire, dans le traitement le mieux dirigé par la dilatation, c'est-à-dire par les sondes ou les bougies; on a à craindre que la présence de ces instrumens ne détermine des abcès dans le tissu cellulaire qui environne l'urètre et donne lieu à des fistules urinaires. Si les sondes ne déterminent que quelques douleurs et une inflammation légère, leur emploi ne constitue pas moins un traitement fort pénible, puisque le plus souvent les malades sont obligés de garder le lit lorsqu'ils portent la sonde, ou du moins réduits à faire très-peu de mouvemens. Il faut en outre, pour obtenir une guérison de très-courte durée par cette méthode, la continuer pendant un temps fort long; car, dans les circonstances les plus favorables, c'est-à-dire lorsque les malades portent la sonde à demeure, ce n'est guère qu'au bout de trois ou quatre mois que la dilatation est suffisante; souvent il en faut six et neuf, et même davantage, surtout lorsque les malades ne gardent les bougies ou les sondes que pendant quelques heures de la journée. Lorsque la dilatation est achevée, les malades sont obligés d'introduire encore une bougie dans leur canal, au moins une fois par semaine, sous peine de le voir de nouveau se rétrécir en fort peu de temps. Ainsi donc, la dilatation n'est que palliative; elle est pénible et douloureuse; elle est fort longue et elle détermine souvent des accidens. Ajoutons que la routine la plus aveugle préside à l'emploi des bougies et des sondes dans le traitement des rétrécissemens de l'urètre : on ne tient compte ni de la sensibilité du canal, ni de la situation et de l'étendue du point qu'on doit élargir; et pour plus d'un praticien, comme l'a dit Ducamp, tout le traitement des coarctations de l'urètre consiste à mettre une cheville dans un trou.

La cautérisation, lorsqu'elle est appliquée avec habileté et circonspection, est exempte des grands et nombreux inconvéniens que nous venons d'énumérer. Des centaines de faits attestent que cette méthode est prompte, applicable à tous les cas, et en général exempte de douleurs et de fièvre; enfin, et c'est surtout cette considération qui doit lui mériter la préférence, que les rétrécissemens qui ont été cautérisés ne récidivent pas. Nous avons vu il est vrai des individus qui avaient été guéris par cette méthode, et dont le canal s'est de nouveau rétréci; mais ce n'était pas dans le même point qui avait été le siége du premier rétrécissement. Cependant, si la cautérisation avait été incomplète, la maladie pourrait récidiver; car j'ai observé qu'une cure partielle par les caustiques n'est guère plus durable que celle qui s'obtient par les dilatans. La supériorité de la cautérisation ne réside pas seulement dans une cure plus durable, cette méthode a en outre l'avantage d'être plus courte que la dilatation, moins assujettissante, et d'exposer à moins d'accidens. Je m'étonne toujours que les antagonistes de cette méthode aient écrit qu'elle était mauvaise, et devait être abandonnée par cela seulement que M. Boyer l'avait essayée une fois, et qu'elle n'avait pas eu de succès entre ses mains. Je peux assurer que sans une longue habitude de cette opération et une connaissance parfaite des instrumens, on ne pourra jamais obtenir de succès par cette méthode; aussi ai-je vu échouer des chirurgiens fort habiles, parce qu'ils n'étaient pas assez familiarisés avec cette opération, et qu'ils connaissaient trop peu le mécanisme des instrumens qu'ils avaient entre les mains. La découverte de la cautérisation dans le traitement des rétrécissemens du canal de l'urètre remonte à une époque très-reculée. Les chirurgiens de Montpellier, du temps d'Ambroise Paré, employaient les consomptifs pour détruire les brides de l'intérieur de l'urètre. Ambroise Paré, chirurgien de Charles IX, attribuait assez judicieusement certaines rétentions d'urine à l'obstruction de l'urètre par des carnosités, et proposait de les consumer par des caustiques [1].

En 1609, Guillaume Loyseau se servit de l'appareil indiqué par Ambroise Paré, et guérit Henri IV, roi de France, d'un rétrécissement de l'urètre qui provenait de gonorrhée, et qui lui causait des difficultés d'uriner.

Il existe encore deux procédés pour cautériser les rétrécissemens

---

[1] Mais les douleurs vives que ces remèdes, appliqués avec toute la simplicité des moyens connus alors, occasionaient souvent dans le canal, en ont fait proscrire l'usage.

de l'urètre : la cautérisation d'avant en arrière, qui n'a point trouvé de partisans en France, et qui en Angleterre, au contraire, jouit d'une grande faveur ; et la cautérisation de dedans en dehors. La première, c'est-à-dire la cautérisation d'avant en arrière, est due à J. Hunter ; elle est complètement abandonnée depuis que Ducamp a fait connaître les ingénieux instrumens dont il est l'inventeur, intrumens qui ont servi de modèle à tous ceux que l'on a imaginés depuis.

Dans le procédé de Hunter, on cautérise le point malade avec une bougie armée. On nomme ainsi une bougie emplastique, à une des extrémités de laquelle on creuse un petit godet, dans lequel on place un fragment de nitrate d'argent qui s'y trouve comme enchatonné : on introduit ensuite la bougie dans l'urètre, et on la pousse jusqu'à ce qu'elle soit arrêtée par l'obstacle ; puis on la laisse en contact avec lui pendant quelques minutes. Les inconvéniens de ce procédé sont évidens : voilà pourquoi le traitement par la cautérisation avait été très-peu suivi en France jusqu'à ces dernières années. Peu de chirurgiens avaient recours à la cautérisation, à cause des dangers attachés à la bougie armée. En effet :

1º. Le fragment de nitrate d'argent peut abandonner la bougie et tomber dans l'urètre.

2º. Les parois de ce canal ne sont point écartées lorsqu'il n'est pas traversé par un corps étranger ; lors donc qu'on y introduit une bougie armée, le caustique passe sur toute la surface du canal avant d'arriver à l'obstacle.

3º. On n'est jamais certain d'appliquer la pointe de la bougie armée sur ce dernier suivant l'axe du canal. On conçoit qu'il est bien facile de se dévier latéralement, et alors on cautérise une partie saine du canal. Cette déviation est très à craindre, surtout si on agit dans la portion courbe de l'urètre.

4º. Il est impossible par ce procédé de diriger la cautérisation sur un seul point de la circonférence du canal ; si le rétrécissement est unilatéral, on ne peut pas limiter à sa surface l'action du caustique.

5º. Si le rétrécissement a une grande étendue d'avant en arrière, il faut un temps très-long pour en opérer la destruction. Tels sont les principaux inconvéniens du procédé de Hunter, qui suffisent pour faire sentir quelle terrible responsabilité pèse sur le chirurgien qui emploie la bougie armée.

La cautérisation de dedans en dehors est maintenant celle que l'on emploie d'une manière exclusive ; elle se pratique avec le porte-caustique de Ducamp, ou avec la sonde à cautériser de M. Lallemand de Montpellier, ou avec la sonde porte-caustique que j'ai modifiée. Ces instrumens se partagent la préférence des praticiens. Pour moi, je trouve que la modification que j'ai fait subir à la sonde à cautériser en a fait un instrument à part, et l'a mise au-dessus des deux autres. J'entrerai plus bas dans le détail des modifications que j'ai fait subir à cet instrument, après avoir expliqué les motifs qui m'y ont déterminé. Mais auparavant je dois faire connaître quelques-unes des imperfections que je trouve dans le porte-caustique et dans la sonde à cautériser ordinaire.

Le porte-caustique ne peut être manié qu'avec de grandes difficultés dans la portion courbe du canal, ou pour mieux dire ne peut pas être employé ; dans beaucoup de cas on ne réussit pas à faire pénétrer dans le rétrécissement la cuvette qui contient le nitrate d'argent ; dans ce cas très-fréquent où l'on est obligé de faire des tentatives pour y réussir, l'humidité s'introduit dans la douille de l'instrument, le nitrate se liquéfie, et va agir sur les parties saines du canal. Le porte-caustique de Ducamp ne permet pas d'agir en même temps sur toute la surface de l'obstacle s'il a beaucoup de longueur : enfin avec cet instrument, s'il existe plusieurs rétrécissemens dans le canal, il faut que le premier soit détruit avant de pouvoir attaquer le second.

La sonde à cautériser n'a aucun de ces inconvéniens, surtout lorsqu'elle est droite ; car, si elle est courbe, il est impossible de lui imprimer un mouvement de rotation, et on ne peut pas agir sur toute la surface du rétrécissement sans changer de mandrin, ce qui retarde la guérison de la maladie. Le seul reproche qu'on lui fasse réellement est d'exposer à cautériser la partie saine du canal, parce que la gaîne qui contient la tige, à l'extrémité de laquelle est placé le caustique, ne s'arrêtant pas sur le rétrécissement comme celle du porte-caustique, on ne peut pas être certain, à cause des changemens qu'éprouve la longueur de la verge, de faire pénétrer précisément la sonde dans le point rétréci, sans l'exposer à rester en-deçà ou à l'outrepasser. Ce reproche m'ayant paru fondé, j'ai cru devoir examiner les faits, et j'ai vu en effet que souvent l'urètre avait été cautérisé au-delà ou en-deça du rétrécissement. C'est alors que j'ai pensé que l'on pouvait apporter quelques modifications avantageuses à cet instrument, et que je me suis appliqué à trouver le moyen de pouvoir placer, par un mécanisme particulier, l'obstacle entre deux saillies que l'on obtiendrait à volonté sur la canule de la sonde, et à mettre ainsi la seule partie du canal qui soit rétrécie en contact avec le caustique; à force d'essais j'ai obtenu l'instrument dont je me sers depuis long-temps, et qui remplit les indications qui manquent au porte-caustique et à la sonde à cautériser ordinaire. J'ai déjà traité par cette méthode un bien grand nombre de rétrécissemens de l'urètre, et je puis dire avec vérité que je n'ai pas échoué une seule fois dans le traitement difficile de cette triste maladie.

Lorsqu'on a reconnu l'existence d'un rétrécissement, on doit, avant de le cautériser, en opérer la dilatation préalable. On n'en est dispensé que si la coarctation est assez peu étroite pour admettre les instrumens de cautérisation. Lorsqu'on se sert de la sonde à cautériser il faut une bien plus grande dilatation que lorsqu'on emploie le porte-caustique de Ducamp; mais on en obtient une suffisante en très-peu de temps, en introduisant pendant quelques jours de suite, deux ou trois heures seulement, des bougies de corde à boyau dont on augmente progressivement le volume. Ces bougies jouissent de la faculté d'absorber l'humidité du canal et d'augmenter de volume en très-peu de temps. Lorsqu'on a obtenu une dilatation assez considérable pour pouvoir pratiquer la cautérisation, il faut avoir soin de ne retirer la bougie qu'au moment d'introduire la sonde à cautériser; car ces dilatations rapides sont de peu de durée, et quelques heures seulement suffisent pour que les parois du rétrécissement soient déjà revenues sur elles-mêmes,

Ainsi que nous l'avons déjà dit plus haut, on ne peut, avec le porte-caustique de Ducamp, attaquer qu'un seul rétrécissement à la fois, tandis qu'avec la sonde à cautériser ordinaire et avec la sonde porte-caustique modifiée, on peut en détruire plusieurs simultané-ment. Quoique ce soit d'un avantage immense dans bien des cas pour abréger la durée du traitement, il y a des cas où il ne faut pas profiter de cet avantage. Par exemple lorsqu'il existe plusieurs ré-trécissemens dans le canal, et que le premier est très-sensible, il y a de l'inconvénient à le franchir fréquemment, le contact des ins-trumens l'irrite et détermine des resserremens spasmodiques qui forcent souvent à suspendre le traitement pendant quelque temps : dans ce cas l'expérience m'a appris qu'il valait beaucoup mieux at-tendre que le premier rétrécissement fût complètement détruit pour attaquer celui ou ceux qui sont placés derrière lui. C'est à l'habi-tude à apprendre le temps pendant lequel il convient de laisser le ni-trate d'argent en contact avec le rétrécissement; il doit varier suivant l'étendue et l'épaisseur du tissu induré, circonstances que la sonde exploratrice fait connaître. Cependant en général deux minutes suf-fisent ordinairement pour produire l'effet désiré : si on laisse le caustique moins de temps, il n'agit pas suffisamment, et l'on est obligé d'en répéter trop fréquemment l'application.

Quel que soit l'instrument dont on fasse usage, le nombre des cautérisations varie suivant les mêmes circonstances que je viens d'indiquer, c'est-à-dire suivant l'épaisseur de l'obstacle, et surtout suivant l'exactitude plus ou moins grande avec laquelle elles sont pratiquées. Lorsqu'elles sont bien faites, il est rare qu'il en faille plus de trois pour chaque rétrécissement; du reste il faut les répé-ter jusqu'à ce qu'un porte-empreinte du n° 8 ou 9 ne soit plus dé-formé. Il est indispensable de laisser quelques jours d'intervalle, trois au moins sont nécessaires entre chaque cautérisation, pour éviter de déterminer trop d'inflammation, et pour laisser à la sépa-ration de l'escarre le temps de s'opérer.

Pendant toute la durée du traitement, les malades doivent s'abstenir de café, de toute boisson alcoolique et plus encore des plaisirs de l'amour; ils doivent prendre une boisson délayante entre leurs repas, surtout les jours de cautérisation, afin de rendre l'urine moins irritante.

Tous les médecins qui ont été à même de voir un grand nombre de rétrécissemens et de les traiter par la cautérisation, pensent avec raison qu'il faut après leur destruction, à l'aide des caustiques, dilater la cicatrice qui en résulte, afin que le canal recouvre une largeur égale à celle qu'il avait dans l'état naturel, c'est-à-dire de quatre lignes de diamètre. Or, si l'on n'avait pas soin de faire succéder la dilatation à la cautérisation, on serait exposé à voir les surfaces cautérisées donner lieu à la formation d'une bride. L'expérience m'a démontré que si l'introduction journellement répétée d'une bougie n'en empêchait la formation, de fausses membranes s'organisaient dans le point cautérisé, et obstruaient de nouveau l'urètre. Je ne puis m'empêcher de répéter ici que la routine la plus aveugle préside journellement à l'emploi des bougies dans la dilatation qui succède à la cautérisation des rétrécissemens de l'urètre. Tous les médecins savent que l'ouverture extérieure du gland, qu'on nomme aussi le méat urinaire, est le point le plus étroit, et en même temps le plus sensible du canal. Cependant les bougies qu'ils emploient sont *coniques*. Il résulte de là que la partie la plus étroite du canal, et celle en même temps qui n'a pas besoin d'être élargie, se trouve en rapport avec la partie la plus grosse de la bougie, tandis que le point où existait le rétrécissement, celui qui a besoin d'être élargi, se trouve en rapport avec une partie de la bougie beaucoup moins volumineuse. Or, si nous mesurons ces bougies à la filière, comme l'a fait et comme l'a dit Ducamp, nous voyons qu'avec les plus grosses le méat urinaire se trouve en rapport avec une bougie n° 12, tandis que l'obstacle, dont le siége le plus ordinaire est à quatre pouces et demi, cinq pouces de là, n'est distendu que par une bougie n° 8, dilatation qui n'est pas suffisante pour obtenir la cure radicale. On doit donc, pour obtenir, dans le point qui était rétréci, une largeur égale à celle du reste du canal, se servir de bougies à ventre. Les bougies de cire, mais à ventre, sont les moyens les plus convenables pour opérer la dilatation de la cicatrice qui résulte de la cautérisation d'un rétrécissement. On ne doit commencer à les employer que quelques jours après la dernière cautérisation, lorsque l'irritation qu'elle a déterminée est éteinte. Il faut commencer la dilatation par des bougies à ventre du n° 6 à 7, et l'on s'élève progressivement jusqu'au n° 13 à 14, et même au-delà. Il faut introduire chaque jour une bougie du même numéro que celle que l'on a employée la veille, la laisser séjourner quelques minutes dans le canal, et lui en substituer immédiatement une nouvelle du numéro suivant. Il ne faut laisser cette dernière bougie dans le canal que pendant quinze à vingt minutes; car j'ai observé que si on la laissait séjourner dans l'urètre plus long-temps, pendant une ou deux heures par exemple, loin d'accélérer la dilatation, et par conséquent le traitement, on produisait une irritation qui le retardait beaucoup.

Il y a enfin une troisième méthode de traitement des rétrécissemens de l'urètre dont il nous reste à parler; c'est la méthode par incision : cette méthode était abandonnée depuis long-temps, elle vient d'être reproduite tout récemment. Malgré le mérite du chirurgien qui l'a remise en pratique et a voulu l'appliquer au traitement de tous les rétrécissemens, elle n'obtiendra jamais la préférence, ni n'égalera même la cautérisation, car elle n'offre pas les mêmes garanties de succès que cette dernière : en effet, en incisant le tissu induré, on ne le détruit pas, et l'on est exposé, malgré la dilatation que l'on opère après l'incision, à voir l'obstacle au cours de l'urine se reproduire. J'ai souvent fait usage de l'incision; dans quelques cas, j'en ai obtenu de bons effets, mais le plus souvent la maladie a récidivé, et j'ai été forcé d'employer la cautérisation pour obtenir une cure radicale. Les essais que j'ai faits de l'incision m'ont conduit à associer quelquefois ces deux méthodes l'une à l'autre, et je dois dire alors que toutes les fois que j'ai appliqué la cautérisation, après avoir incisé préalablement l'obstacle, le traitement a eu un succès prompt et durable.

Il résulte de tous ces faits que la cautérisation appliquée par une main exercée avec notre sonde porte-caustique modifiée, détruit radicalement les rétrécissemens du canal de l'urètre, et nous pouvons ajouter avec vérité que nous avons guéri radicalement tous les malades que nous avons traités de la sorte. Notre méthode de traitement présente donc ce grand avantage, qu'elle mène à une cure durable, tandis que toutes les autres ne conduisent qu'à un soulagement momentané. Elle en présente encore un autre; c'est de produire ce grand résultat plus promptement, et sans exposer les malades aux dangers qui accompagnent les autres traitemens.

Nous terminerons l'exposé de notre méthode curative des rétrécissemens de l'urètre par deux cas seulement pris dans le grand nombre de ceux où notre nouveau mode de traitement a été mis en pratique.

PREMIÈRE OBSERVATION.

M. D....., âgé de quarante-trois ans, adonné aux plaisirs de l'amour, avait eu dans sa jeunesse plusieurs blennorrhagies qu'il avait traitées sans précautions par le baume de copahu et les injections astringentes. Depuis l'âge de vingt-cinq ans, il avait remarqué que son jet d'urine diminuait de volume, qu'il lui fallait plus de temps pour vider sa vessie, et qu'il ne pouvait le faire qu'avec des efforts soutenus.

Pendant long-temps il négligea ces premiers indices du rétrécissement du canal; mais, quelques années plus tard, il n'urinait plus que par un jet très-fin qui tombait entre ses pieds; il n'excrétait que très-peu d'urine à la fois, et ne pouvait guère passer plus d'une heure sans uriner. A trente ans, la maladie était devenue si considérable que ce n'était qu'après les plus grands efforts d'expulsion qu'il pouvait donner issue à quelques gouttes d'urine; la rétention complète était imminente. M. D.... réclama les soins d'un des chirurgiens les plus renommés de la capitale, qui lui fit subir un traitement par la dilatation, l'astreignit à garder le lit, et lui fit porter des sondes à demeure pendant plusieurs mois; il n'en fut délivré que quelques heures à différentes reprises. Au bout de quatre mois on parvint à lui introduire des sondes du n° 12. Il urinait alors avec facilité et à plein canal; mais il négligea l'usage fréquent des bougies qui lui avait été recommandé, et au bout de deux mois il s'aperçut que le jet d'urine diminuait sensiblement; huit mois après ce traitement, il était dans le même état qu'auparavant. Ayant consulté un autre chirurgien, on lui proposa de recourir de nouveau à la dilatation ; mais, dégoûté d'un traitement pénible, qui lui avait procuré des avantages de si peu de durée, il ne voulut plus s'y soumettre ; il se borna à s'introduire presque tous les jours des bougies de gomme élastique du n° 1. Enfin, il arriva une époque où l'urine ne sortait plus que goutte à goutte, et où le malade était fréquemment affecté de rétentions complètes. Alors, toutes les fois qu'il sentait le besoin d'uriner, il s'introduisait avec une grande dextérité, une de ses petites bougies; au bout de quelques minutes il la retirait, et il urinait alors par un jet très-fin. Le malade était dans cet état depuis plusieurs années, lorsqu'il réclama mes soins.

Le 20 octobre 1827, j'explorai d'abord l'urètre avec une des petites bougies que M. D.... employait habituellement. Je fus arrêté à une profondeur de quatre à cinq pouces : je franchis bientôt l'obstacle, et un peu plus loin je sentis que j'en traversais un second ; enfin la même sensation m'avertit qu'il en existait un troisième au-delà du bulbe. Immédiatement après avoir retiré la bougie, j'introduisis une sonde exploratrice qui fut arrêtée à quatre pouces trois lignes : je la laissai en contact pendant une minute avec l'obstacle, et je rapportai une empreinte très-mince qui annonçait que l'ouverture du rétrécissement était située en bas. Cette exploration causa peu de douleur au malade.

Le 21, je retirai de l'urètre une bougie du n° 2, que j'avais recommandé au malade d'introduire deux heures avant mon arrivée, et j'y substituai une bougie emplastique du même volume pour obtenir la longueur de l'obstacle. Au bout d'un quart d'heure elle fut retirée, et présenta à quatre pouces un quart une dépression circulaire de trois lignes de longueur. J'introduisis alors une bougie de corde à boyau très-fine, que le malade garda pendant environ deux heures.

Le 22, j'introduisis une bougie de gomme élastique du n° 2, et je la retirai au bout d'un quart d'heure ; pendant ce temps j'avais chargé ma sonde porte-caustique, je l'introduisis la cuvette tournée en haut ; lorsque celle-ci eut été engagée dans le rétrécissement pendant quelques instans, je la tournai successivement à droite et à gauche, et après trois minutes je la fis rentrer dans la douille de l'instrument. Le malade n'éprouva qu'une très-légère douleur, et il en fut d'autant plus satisfait qu'il s'était attendu à souffrir beaucoup. Je lui prescrivis l'abstinence du vin et du café pendant tout le traitement, deux litres de limonade entre les repas et un demi-bain chaque matin.

Le 26, je pris une seconde empreinte, et je reconnus que l'ouverture du rétrécissement était à peu près centrale ; je fis aussitôt une cautérisation circulaire pendant trois minutes : elle fut un peu plus douloureuse que la première.

Le 29, la cire de la sonde exploratrice est légèrement comprimée en haut ; mais elle n'est point filée ; je fais, dans le même sens, une cautérisation pendant une minute.

Le 1er novembre, j'explore de nouveau le canal ; le porte-empreinte pénètre dans le point qui était le siége du premier rétrécissement ; je le retire aussitôt, et je reconnais qu'il n'est nullement déformé. Je le réintroduis pour explorer le second obstacle, et il s'arrête à cinq pouces et demi : je ramène une empreinte très-fine dont la tige est centrale.

Le 2, j'attaquai ce second rétrécissement qui avait deux lignes d'étendue, comme j'avais fait le premier, et il fut détruit en deux cautérisations.

Le 10, le malade urinait avec moins d'efforts ; mais le jet était toujours très-fin : seulement, depuis le commencement du traitement, il n'avait pas été obligé de s'introduire de bougie ; il était évident qu'il y avait un troisième rétrécissement. En effet une sonde exploratrice du n° 6 s'arrêta à cinq pouces et demi, et rapporta une empreinte très-fine, principalement déprimée en haut. J'introduisis ensuite jusque dans la vessie une bougie emplastique, que je retirai un quart d'heure après ; elle présentait une empreinte circulaire de quatre lignes de longueur. Je recommandai seulement ce jour-là au malade de s'introduire une bougie au-delà de l'obstacle.

Le 12, après avoir fait uriner le malade, j'introduisis une bougie de corde à boyau du n° 2 ; elle séjourna pendant deux heures. Le lendemain, je passai une bougie de gomme élastique du même numéro, et un quart d'heure après, une bougie de corde à boyau du n° 3. Le surlendemain, j'en introduisis une du n° 4, mais avec quelque difficulté. Je revins deux heures après, et ayant retiré la bougie qui était bien gonflée, j'introduisis de suite ma sonde porte-caustique du n° 4 dont le curseur était fixé à sept pouces dix lignes ; elle pénétra avec assez de facilité dans l'obstacle, et je continuai circulairement pendant trois minutes.

Le 14, augmentation très-notable du jet d'urine.

Le 16, je prends une empreinte qui m'apprend que l'ouverture du rétrécissement est bien élargie.

Le 17, je pratique une seconde cautérisation. Le soir, le malade eut un frisson suivi de chaleur et d'un violent mal de tête. Le lendemain, il n'éprouvait plus que de la fatigue : la fièvre ne reparut plus.

Le 20, une sonde exploratrice du n° 8 pénètre facilement dans la vessie ; mais son passage sur les points cautérisés produit de la douleur. Le malade urinait alors par un gros jet bien arqué, et qu'il expulsait sans efforts. Ainsi, dans un mois, il avait été délivré d'une maladie dont il avait ressenti les premières atteintes dix-sept ans auparavant, et qui, depuis douze ans, était pour lui la source de souffrances de tous les momens. Je laissai l'inflammation du canal s'éteindre avant d'opérer la dilatation.

Le 25, j'introduisis une bougie de cire du n° 6, qui resta un quart-d'heure. Le lendemain, une bougie du n° 7, et j'arrivai en dix jours à passer facilement des bougies du n° 12. Le malade continua à les introduire lui-même tous les jours ; et le 15 décembre, j'en fis pénétrer facilement une du n° 14. Le malade s'est encore servi d'une bougie de gomme élastique de ce numéro pendant huit jours, et en a cessé ensuite l'usage. Depuis ce temps, je le vois souvent, et il urine comme s'il n'avait jamais eu l'urètre rétrécie.

DEUXIÈME OBSERVATION.

M. G...., âgé de quarante ans, chef de bataillon dans un des régimens de ligne qui se trouvaient à Paris lors des journées de juillet 1830, eut à l'âge de vingt-deux ans une blennorrhagie cordée des plus intenses, dont l'écoulement ne s'arrêta qu'au bout d'une année. Le médecin qu'il consulta s'opiniâtra à voir dans cet écoulement une affection vénérienne, et le traita en conséquence. Cependant la blennorrhagie persistant, il lui opposa à diverses reprises des injections astringentes. A vingt-six ans, M. G.... contracta une nouvelle blennorrhagie dont l'écoulement s'arrêta seul au bout de trois mois. A trente-un ans, étant à Metz, il éprouva tous les accidens qui accompagnent le rétrécissement de l'urètre : il subit un traitement par les bougies, et se porta bien pendant six mois. La difficulté d'uriner reparut peu à peu, et, à l'âge de trente-deux ans, il fut obligé de se soumettre à un nouveau traitement par les bougies, qui eut le même résultat que le précédent. M. G.... ne voulut plus alors suivre aucun traitement : il s'astreignait seulement à s'introduire une bougie quand le besoin d'uriner se faisait sentir. Il parvenait ordinairement, avec assez de facilité, à s'introduire une petite bougie jusque dans la vessie; mais dans le commencement de mars 1828, il cessa de pouvoir le faire, et n'urina plus que très-difficilement.

Lorsqu'il se confia à mes soins, il n'urinait que goutte à goutte, avec des efforts si considérables que les matières fécales étaient souvent expulsées par l'anus, et il ne rendait alors qu'une petite quantité d'urine bourbeuse. En me rendant compte de ses souffrances, il me dit que le besoin d'uriner se faisant sentir très-fréquemment pendant le jour, il était forcé lorsqu'il allait au spectacle de sortir plusieurs fois pour satisfaire ce besoin; mais que les efforts violens qu'il était obligé de faire occasionaient si souvent la sortie des matières fécales, qu'il était obligé de retourner chez lui pour changer de linge; que le plus souvent il se mettait au lit accablé de tristesse, et passait une partie de la nuit à faire des efforts pour débarrasser la vessie de quelques gouttes d'urine.

Je commençai le traitement de ce malade le 5 mars 1830 ; je reconnus un rétrécissement à cinq pouces deux lignes du méat urinaire. L'ouverture presque capillaire de ce rétrécissement était à la partie supérieure, et je ne pus y introduire une bougie de corde à boyau, des plus fines à la vérité, qu'à l'aide d'un conducteur. Je dilatai pendant plusieurs jours ce rétrécissement avant d'y appliquer le caustique. Après la troisième application, je pus le franchir avec une bougie n° 6, et j'arrivai sur un second obstacle que j'explorai avec facilité et dont l'ouverture était centrale. Ce second rétrécissement était beaucoup plus sensible que le premier ; cependant je le dilatai de la même manière, seulement avec plus de lenteur. Deux applications, faites avec deux sondes porte-caustiques d'un volume différent, suffirent pour détruire ce rétrécissement. Je pus alors introduire très-facilement une grosse bougie jusque dans la vessie. Je dilatai tous les jours, avec une bougie à ventre, le point cautérisé, afin d'obtenir une cicatrice suffisamment large. Le malade urinait alors avec facilité, sans effort, par un jet volumineux et arqué. Il y a deux ans que ces deux rétrécissemens ont été détruits avec ma sonde porte-caustique, et, depuis ce temps, M. G.... n'a ressenti aucune nouvelle atteinte de cette maladie. Ce traitement a donc eu un succès très-prompt, et décisif en faveur de cette méthode.

FIN.